BEI GRIN MACHT SICH IHR
WISSEN BEZAHLT

AF130066

- Wir veröffentlichen Ihre Hausarbeit,
  Bachelor- und Masterarbeit

- Ihr eigenes eBook und Buch -
  weltweit in allen wichtigen Shops

- Verdienen Sie an jedem Verkauf

Jetzt bei www.GRIN.com hochladen
und kostenlos publizieren

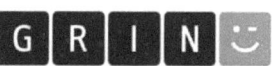

Bibliografische Information der Deutschen Nationalbibliothek:

Die Deutsche Bibliothek verzeichnet diese Publikation in der Deutschen National-bibliografie; detaillierte bibliografische Daten sind im Internet über http://dnb.d-nb.de/ abrufbar.

Impressum:

Copyright © 2016 GRIN Verlag, Open Publishing GmbH
Druck und Bindung: Books on Demand GmbH, Norderstedt Germany
ISBN: 9783668493032

Dieses Buch bei GRIN:

http://www.grin.com/de/e-book/371437/durch-welche-praeventionsmassnahmen-laesst-sich-die-verbreitung-von-staphylococcus

Ann-Christin Plach

Durch welche Präventionsmaßnahmen lässt sich die Verbreitung von Staphylococcus aureus im Akutkrankenhaus verhindern?

GRIN Verlag

GRIN - Your knowledge has value

Der GRIN Verlag publiziert seit 1998 wissenschaftliche Arbeiten von Studenten, Hochschullehrern und anderen Akademikern als eBook und gedrucktes Buch. Die Verlagswebsite www.grin.com ist die ideale Plattform zur Veröffentlichung von Hausarbeiten, Abschlussarbeiten, wissenschaftlichen Aufsätzen, Dissertationen und Fachbüchern.

Besuchen Sie uns im Internet:

http://www.grin.com/

http://www.facebook.com/grincom

http://www.twitter.com/grin_com

Fachhochschule Bielefeld
Fachbereich Wirtschaft und Gesundheit
Lehreinheit Pflege und Gesundheit

H A U S A R B E I T

im Rahmen der Lehrveranstaltung

Pflege von Menschen mit Infektionen und Beeinträch-

tigung der Immunabwehr

Durch welche geeigneten Präventionsmaßnahmen
lässt sich die Verbreitung von MRSA im Akutkrankenhaus verhindern?

Ann-Christin Plach

04.07.2016

Abstract

Die vorliegende Arbeit zeigt Interventionsmöglichkeiten und Hygienemaßnahmen zur Prävention von MRSA in Akutkrankenhäusern auf. Es wurde eine Literaturrecherche in den Datenbanken Carelit, Cinahl und Pubmed durchgeführt. Verwendbare Dokumente wurden auf der Internetseite des Springer Verlages und durch die Suchmaschine Google Scholar gesichtet. Per Handsuche wurde in den Bibliotheken der Fachhochschule Bielefeld recherchiert. Die Literaturrecherche wurde auf deutschsprachige und englischsprachige Literatur begrenzt.

Seit dem ersten Auftreten von Methicillin-resistentem Staphylococcus aureus (MRSA) im Jahr 1961 steigt die Häufigkeit kontinuierlich an und ist die häufigste nosokominale Infektion. In deutschen Krankenhäusern ist die MRSA Prävalenz von 1990 mit 1,7% auf Gegenwärtige 20% angestiegen. Um die Verbreitung von MRSA zu vermeiden, wurden folgende Präventionsmaßnahmen identifiziert: Standardhygienemaßnahmen, Patientenscreenings, Isolierung und Dekolonisierung.

Inhaltsverzeichnis

Abkürzungsverzeichnis

MRSA	Methicillin-resistenter Staphylokokkus Aureus
KISS	Infektions-Surveillance-System
IfSG	Infektionsschutzgesetz

1. Einleitung

Die Resistenz Entwicklung von Erregern in den Krankenhäusern nimmt deutlich zu. Insbesondere in Deutschland ist ein relativer Anstieg zu verzeichnen. Methicillin-resistenter Staphylococcus aureus, der im gesundheitlichen Bereich auch als MRSA bezeichnet wird, entwickelte sich seit der Erstbeschreibung 1961 zum häufigsten multiresistenten Erreger in Europa und wurde schnell zu einem infektiologischen Problem (vgl. Gruber, 2016, S. 101 & RKI, 2014, S. 696). S.aureus gehört zu den fakultativ pathogenen Erregern des Menschen, welche die Körperoberfläche, Schleimhautareale und insbesondere Nasenvorhof und Rachen kolonisieren können. Alle S. aureus Stämme können diverse leichte bis schwere Infektionen, die einen tödlichen Verlauf nehmen können, auslösen (vgl. KRINKO, 2014, S. 698ff). Bei Staphylokkoken tritt durch den Erwerb von Resistenzgenen oder durch Mutation eine schnelle Entwicklung von Resistenzen ein. Eine Resistenz ist eine Unempfindlichkeit von Mikroorganismen gegenüber antimikrobiellen Wirkstoffen (vgl. Hornberg et al., 2006, S. 1159). Seit den 1990er Jahren steigt die Anzahl der MRSA-Infektionen deutlich an. In die Deutschland beträgt die Prävalenz etwa 20%, in den Niederlanden hingegen <0,5% und in den skandinavischen Ländern <1% (vgl. Becker, Friedrich, Kipp & von Eiff, 2004, S. 2045ff). Nach Schätzungen des Krankenhaus-Infektions-Surveillance-Systems (KISS) beträgt die derzeitige MRSA Inzidenzdichte bei Krankenhauspatienten in Deutschland ca. 0,8 Fälle pro 1000 Patiententage. Die Anzahl der reinen Infektionen beträgt ca. 0,2-0,3 pro 1000 Patiententage in Akutkliniken. Jährlich treten bis zu 35.000 MRSA-Infektionen in deutschen Krankenhäusern auf (vgl. Kern, 2009, S. 694). In einer internationalen Studie von Albrich und Harbarth (2008) wird die Prävalenz von MRSA-Trägern bei Beschäftigten im Gesundheitswesen und in Pflegeeinrichtungen mit 0,3-7,9% angegeben. Etwa 20-30% der Bevölkerung sind dauerhaft kolonisiert (vgl. Gerlach, 2016, o.S.) Die hohe Infektionsrate ist auf die starke Resistenz der MRSA Stämme zurückzuführen. Gegenüber Trockenheit und Hitze haben MRSA Erreger eine hohe Beständigkeit. In der Umwelt, wie zum Beispiel auf Kleidungsstücken, auf Krankenhausinventar und auf Pflegeprodukten sind die Erreger bis zu sieben Monate überlebensfähig. Dadurch, dass bestimmte MRSA-Stämme durch die Möglichkeit der molekularen Typisierung gut definiert werden können und die Fähigkeit besitzen sich unterschiedlich epidemisch auszubreiten, wird in verschiedene MRSA-Stämme unterschieden. Das Hospital-assoziierte MRSA (HA-MRSA) und Community-assoziierte (CA-MRSA) kommt überwiegend bei Personen mit Kontakt zu Einrichtungen des Gesundheitswesens vor. Das seit ca. 2004 zunehmend über

MRSA-kolonisierte landwirtschaftliche Nutztiere berichtet wird und damit Kolonisationen und Infektionen beim Menschen in Zusammenhang stehen, wurde der Begriff Livestock-associated MRSA (LA-MRSA) geprägt (vgl. Gerlach, 2016, o.S).

2. Problemstellung

Das Auftreten von MRSA in Krankenhäusern ist durch die Aufnahme von kolonisierten und infizierten Patienten charakterisiert. In Bezug auf das Robert-Koch Institut 2016 sind die im Folgenden genannten Faktoren für die zunehmende Verbreitung im Krankenhaus von Bedeutung. Der Selektionsvorteil der MRSA bei Anwendung von Antibiotika, das Fehlen oder die Inkonsequenz der Hygienemaßnahmen, die Zunahme an intensivmedizinischen Maßnahmen und mangelnde Informationsweitergabe an die Nachfolgeeinrichtung bei Verlegung von mit MRSA kolonisierten oder infizierten Patienten. Ein häufiger exogener Übertragungsweg im Krankenhaus ist der Händekontakt zwischen medizinischem Personal und Patienten. Häufiger Ausgang für eine endogene Übertragung ist die Nase des Patienten (vgl. Robert Koch-Institut, 2009, S. 3ff & KRINKO 2014, S. 705ff). Die Inkubationszeit bei Intoxikationen mit oral aufgenommenen Staphylokokkentoxinen beträgt etwa zwei bis sechs Stunden und bei Infektionen vier bis zehn Tage. Die durch MRSA verursachten Erkrankungen lassen sich in lokale Infektionen die zunächst die Hautoberfläche betreffen, als tiefergehende Infektionen und als systemische Infektionen unterteilen. Tiefergehende Infektionen sind zum Beispiel die Parotitis oder Mastitis. Ausgehend der lokalen Infektion kann sich S. aureus auf andere Organsysteme ausbreiten, was bis zu einer Sepsis oder Endokarditis führen kann (vgl. Robert-Koch Institut, 2016, o.S). Das Auftreten von Infektionen durch MRSA-Erreger stellt aus therapeutischer und hygienischer Sicht eine besondere Herausforderung für das Pflegepersonal dar.

Risikofaktoren für eine MRSA-Besiedlung bzw.- Infektion sind chronische Haut- und Weichteilläsionen bei Patienten mit bestehender Besiedlung der intakten Haut oder Schleimhaut, vor allem im Bereich des Nasen- und Rachenraumes, Patienten mit vorausgegangener Antibiotikatherapie, dialysepflichtige Patienten und Patienten nach wiederholten stationären Aufenthalten in einem Krankenhaus oder einer Pflegeeinrichtung (vgl. Heeg & Schröppel, 2009, S. 466). Laut dem Robert-Koch Institut (2008) sind Patienten mit bekannter MRSA-Anamnese, Patienten die aus der Region mit einer hohen MRSA-Prävalenz stammen, Patienten nach einem Krankenhausaufenthalt von mehr als drei Tagen in den letzten 12 Monaten, Patienten die Kontakt zu anderen MRSA-Trägern während des

Aufenthaltes gehabt haben und landwirtschaftlicher Tierkontakt weitere Risikofaktoren (S. 363).

Dadurch, dass die Besiedlung durch MRSA nicht nur ein gegenwärtiges, sondern auch ein zukünftiges Problem für alle Beteiligten des Gesundheitswesens darstellt, stellt sich folgende Forschungsfrage: „Durch welche geeigneten Präventionsmaßnahmen lässt sich die Verbreitung von MRSA im Akutkrankenhaus verhindern?"

3. Methode und Material

Für die Beantwortung der Forschungsfrage wurde eine Literaturrecherche mit anschließender Analyse vorgenommen. Die Literaturrecherche wurde in den gesundheitswissenschaftlichen Datenbanken Cinahl, Carelit und Pubmed durchgeführt. Die Internetseite des Springer Verlages und die Suchmaschine Google Scholar wurden ebenfalls verwendet. Für die Recherche wurden die Suchbegriffe „MRSA", „Hygienemaßnahmen", „Prävention", „Verhütung", „Pflege" und „Hygienemanagement" gebildet und in verschiedenen Kombinationen in die Suche eingegeben. Zur Erweiterung der Suche wurden die Boolesche Operatoren genutzt. Literaturrecherche per Handsuche hat in den Bibliotheken der Fachhochschule Bielefeld stattgefunden. Neben deutschsprachiger Literatur wurde auch englischsprachige Literatur berücksichtigt.

Die Suchergebnisse wurden nach Formalen Kriterien, wie Herkunft der Quelle, Autor oder Herausgeber und Datum der Publizierung oder Erstellung sowie inhaltlichen Kriterien bewertet.

Suchprotokoll

Datum	Daten-bank	Suchtext	Anzahl gefundener Dokumente	Einschlusskriterien
09.03.2016	Carelit	Hygienemaßnahmen UND MRSA	29	
09.03.2016	Carelit	Prävention UND MRSA	77	
09.03.2016	Carelit	Hygienemanagement UND MRSA	54	
09.03.2016	Carelit	Hygienemanagement UND	19	

		MRSA UND Krankenhaus		
09.03.2016	Cinahl	MRSA AND Prevention AND care	31	Ab 2010, Full text
09.03.2016	Cinahl	MRSA AND Prevention AND hospital	25	Ab 2010, Full text
09.03.2016	Pubmed	MRSA AND hygiene AND hospital	134	Free full text, last 5 years
09.03.2016	Pubmed	MRSA AND hospital AND care intervention	45	Free full text, last 5 years

4. Ergebnisse

Durch die steigende MRSA Prävalenz in deutschen Krankenhäusern besteht die Notwendigkeit der frühzeitigen Erkennung von MRSA Stämmen. Angemessenes handeln und Prävention sind wesentliche Faktoren um die Verbreitung von MRSA zu verhindern. Aus den weltweit durchgeführten Studien zur Infektionsprävention ist die Erkenntnis gewonnen, dass nicht durch eine einzelne, sondern durch mehrere gebündelte Maßnahmen die Ausbreitung einer Infektion vermieden werden kann. Zu den Maßnahmen gehört die Einhaltung der Standardhygienemaßnahmen, Patientenscreenings, Isolierung und Dekolonisierung (vgl. KRINKO, 2014, o.S.) Diese werden im Folgenden aufgeführt und erläutert.

4.1 Standardhygienemaßnahmen

Alle Maßnahmen die für eine adäquat hygienische Grundversorgung aller Patienten erforderlich sind und gleichzeitig das Personal vor Erregerkontakten schützen, werden zusammenfassend als Standardhygiene bezeichnet (vgl. Unger, 2016, S.95). Den Empfehlungen zur Prävention und Kontrolle von Methicillin-resistenten Staphylococcus aureus-Stämmen in medizinischen und pflegerischen Einrichtungen der KRINKO (2014) sind die Basishygienischen Maßnahmen zu entnehmen. Zur Vermeidung einer infektiösen Übertragung gehört die Händehygiene, Desinfektion und Reinigung von Flächen und Gegenständen, Aufbereitung von Medizinprodukten, Abfallentsorgung, Umgang mit Wäsche und der Umgang mit Geschirr. Außerdem die persönliche Hygiene des Personals und die Verwendung einer persönlichen Schutzausrüstung. Die Maßnahmen sind zwar genereller Bestandteil der medizinischen Versorgung, haben aber bei Kontakt mit kolonisierten oder infizierten Patienten eine entscheidende Bedeutung. Eine bewusste und konsequente Durchführung ist notwendig (vgl. Heeg & Schröppel, 2009, S. 470).

4.1.1 Händehygiene

Eine Erhöhung der Händehygiene-Compliance führt zu einer Senkung der Prävalenz von nosokomialen Infektionen und zu einer Senkung der MRSA-Transmissionsrate (vgl. Pittet et al. 2000, S. 1307). Eine hygienische Händedesinfektion nach den Richtlinien, mit vollständiger Benetzung der Hände und einer Einwirkzeit von 30 Sekunden muss mit einem alkoholischen Einreibeprodukt erfolgen. Die Indikation zur Händedesinfektion ist vor und nach direktem Patientenkontakt, nach Kontakt mit Körperflüssigkeiten, Sekreten und Ausscheidung, nach Kontakt mit kontaminierten Gegenständen und vor Verlassen des Patientenzimmers gegeben. Bei Kontakt mit infektiösem Material ist das Tragen von Einmalhandschuhen erforderlich. Nach Beendigung der Tätigkeit und unmittelbar vor Kontakt mit nicht kontaminierten Gegenständen müssen die Handschuhe umgehend ausgezogen und eine hygienische Händedesinfektion durchgeführt werden (vgl. Heeg & Schröppel, 2009, S. 470).

4.1.2 Flächendesinfektion

Neben der Händedesinfektion hat die Flächendesinfektion in Krankenhäusern hohe Priorität. Die Flächendesinfektion dient der Unterbrechung von Infektionsketten und der Verringerung von Infektionserregern. Während ein MRSA-kolonisierter oder infizierter Patient in einem Isolationszimmer untergebracht ist, sind regelmäßig alle umliegenden Flächen und die Nutzflächen des Patienten mit einem speziellen Desinfektionsmittel zu desinfizieren. Nachdem die Isolation aufgehoben oder der isolierte Patient entlassen wurde, ist das Zimmer mit der sogenannten Scheuer-Wisch-Desinfektion durch eine Reinigungskraft zu säubern. Für die spezielle Reinigung müssen bestimmte Mischverhältnisse von Reinigungsmitteln und Einwirkzeiten beachtet werden. Um eine Weiterverbreitung der MRSA-Erreger zu verhindern, hat solch eine spezielle Reinigung eines kontaminierten Patientenzimmers eine besondere Wichtigkeit (vgl. Kramer, 2007, S.217 & Metzler, 2008, S.9).

4.1.3 Persönliche Schutzausrüstung

Die Persönliche Schutzausrüstung besteht aus einem Schutzkittel und einer Mund-Nasen-Maske. Das Tragen eines Schutzkittels ist bei allen Tätigkeiten am Patienten erforderlich und muss nach jedem Gebrauch entsorgt werden. Wenn MRSA über den Respirationstrakt ausgeschieden wird, ist das Tragen eines Schutzkittels bei Anwesenheit im Patientenzimmer ohne direkten Patientenkontakt erforderlich. Außerdem muss in diesem Fall eine Mund-Nasen-Maske verwendet werden (vgl. Heeg & Schröppel 2009, S. 470).

4.2 MRSA-Screening

Mit dem Ziel MRSA-Träger zu identifizieren und zur schnellstmöglichen Einleitung der krankenhauhygienischen Maßnahmen und Dekolonisierung dient die Durchführung eines Screenings als Mittel sekundärer Prävention. Bei der Aufnahme von Patienten ins Krankenhaus wird unter Berücksichtigung der Risikofaktoren ein selektives Screening zur aktiven und gezielten Suche nach MRSA-besiedelten Patienten durchgeführt (vgl. Hornberg et al., 2006, S. 1164, Kern & Dettendorf, 2009, S. 695-696, Unger, 2016, S.96). Um das Übertragungsrisiko zu minimieren ist eine zeitige Kenntnis über eine MRSA-Trägerschaft von Vorteil. 69-85% der MRSA-besiedelten Patienten werden bei einer Krankenhausaufnahme ohne Screening nicht erkannt. An den definierten Prädilektionsstellen für eine MRSA-Besiedlung werden Abstrichuntersuchungen durchgeführt. Die Entnahme der Abstriche erfolgt in der vorderen Nasenhöhle. Eine Kombination aus mehreren Abstrichen an verschiedenen Körperstellen wie Rachen, Perineum, Leistenregion und Hautdefekten erhöht sie Sensivität. Die Isolierung des risikoreichen Patienten wäre bis zum Vorliegen des Ergebnisses am idealsten. Dies ist aus Kapazitäts- und Kostengründungen jedoch nicht möglich. Außerdem sind Isolierungsmaßnahmen immer mit Einschränkungen und Unannehmlichkeiten für den Patienten verbunden. Als diagnostische Maßnahme für die Abstriche sollte eine verlässliche, kosteneffektive und schnelle mikrobiologische oder molekularbiologische Methode gewählt werden (vgl. Hornberg et al., 2006, S. 1164 & Unger, 2016, S. 96). Von der amerikanischen Society for Healthcare Epidemiology (2003) wird empfohlen, nicht nur ein Screening bei der stationären Neuaufnahme von Patienten, sondern zusätzlich ein wöchentlich wiederholtes Screening durchzuführen. Dadurch können bei der Aufnahme übersehene Patienten nachträglich erfasst und MRSA-besiedelte Patienten mit staphylokokkenwirksamer Antibiotikatherapie überprüft werden. Zusätzlich dient das Wiederholungsscreening der Identifikation von Patienten, bei denen es erst durch den stationären Aufenthalt zu einer MRSA-Trägerschaft gekommen ist.

4.3 Isolierungsmaßnahmen

Die Unterbringung von MRSA-kolonisierten oder infizierten Patienten in Verbindung mit weiteren Maßnahmen kann die Inzidenz von MRSA-Infektionen senken (vgl. KRINKO, 2014, S. 712). Die Studie von Cheng et al. zeigt, dass die Einführung von Einzelzimmern bei vorhandenem MRSA-Standard auf einer Intensivstation zu einer signifikanten Reduktion 3,54 (2002) auf 1,02 (2009) MRSA-Infektionen pro 1000 Patienten führte.

Bei einer Isolierung wird ein mit MRSA besiedelter Patient durch Unterbringung in ein Einzelzimmer mit eigener Nasszelle von anderen Patienten räumlich getrennt. Neben der Isolierung im Einzelzimmer ist eine Kohortenisolierung möglich. Bei der Kohortenisolierung werden mehrere kolonisierte oder auch infizierte Patienten zusammen versorgt (vgl. Kipp et al., 2004, o.S). Die Isolierung muss solange aufrechterhalten bleiben, bis die Ergebnisse von drei negativen Abstrichen von Nase oder Rachen die an drei aufeinanderfolgenden Tagen entnommen werden, vorliegen. Zuvor muss die Antibiotikatherapie abgesetzt werden. Angehörige und Besucher des isolierten Patienten werden vom Pflegepersonal informiert und für die Durchführung der hygienischen Händedesinfektion und den Gebrauch der Schutzkleidung angeleitet (vgl. Heeg & Schröppel, S. 470).

4.4 Dekolonisation

„Eine MRSA-Dekolonisierung beim Patienten hat zum Ziel, eine Infektion des Patienten mit dem besiedelten Isolat zu verhindern und die Wahrscheinlichkeit von MRSA-Transmissionen im Krankenhaus auf andere Patienten und das medizinische Personal zu verringern" (KRINKO, 2014, S.714). Eine Dekolonisierung bei MRSA umfasst die Nasale Dekolonisierung, Oropharyngeale Dekolonisierung und die Dekolonisierung der Haut. Da Staphylococcus aureus ein hohes Haftvermögen besitzt und Monate überleben kann, ist es notwendig potenzielle MRSA-Reservoirs in der Patientenumgebung durch weitere Maßnahmen zu beseitigen. Unabhängig von der Lokalisation des positiven MRSA-Befunds beim Patienten werden alle Dekolonisationsmaßnahmen durchgeführt (vgl. Unger, 2016, S. 98). Empfohlen wird eine topische Behandlung mit Mupirocin Nasensalbe und antiseptischer Ganzkörperwaschung. Eine streicholzkopfgroße Menge der Mupirocin Salbe wird dreimal täglich über eine Anwendungsdauer von drei bis fünf Tagen in den rechten und linken Nasenvorhof eingebracht. Die Ganzkörperwaschung inklusive der Haare soll täglich über mindestens drei Tage mit einer antiseptischen Waschlösung erfolgen. Auf Wirksamkeit geprüfte antimikrobielle Waschpräparate können ebenfalls verwendet werden. Inwieweit die Art der Applikation durch Baden, Duschen oder Abreiben Einfluss auf die Wirksamkeit der antiseptischen Waschung hat, ist unklar. Zur Dekolonisierung des Rachens wird mit einem Schleimhautantiseptikum gespült oder gegurgelt. Eine ausreichend lange Kontaktzeit zwischen oralem Antiseptikum und Rachen muss erreicht werden. Die jeweiligen Herstellerempfehlungen sind zu beachten (vgl. Unger, 2016, S.97, Heeg & Schröppel, 2009, S.471, KRINKO, 2014, S.715).

4.4.1 begleitende Maßnahmen

Für den Erfolg der Dekolonisierung ist die gleichzeitige Reduktion der Erreger auf dem Körper des Patienten und in seiner Umgebung entscheidend. Um eine langfristige Dekolonisierung zu erreichen, müssen gegebenenfalls vorhandene zugrunde liegende Erkrankungen wie chronische Wunden und kolonisierte Hautdefekte behandelt werden. Die Vorgaben zur hygienischen Händedesinfektion müssen streng eingehalten werden. Die Frequenz der Wischdesinfektionen aller Kontaktflächen die potenziell durch MRSA kontaminiert sind muss erhöht werden. Die Bettwäsche und Handtücher des Patienten müssen täglich gewechselt werden. Abfall und Wäsche werden im Isolationszimmer in einem dafür geeigneten Wäschesack gesammelt. Der Abfall wird gemäß der Kategorie AS 18 01 04 entsorgt. Geschirr wird routinemäßig desinfizierend gereinigt. Benutze Geräte müssen nach Patientenkontakt und vor Verlassen des Isolationszimmers wischdesinfiziert werden. Zahnprothesen werden mit Chlorhexidin desinfiziert. Brillen und Rasierer werden mit einem alkoholischen Flächendesinfektionsmittel wischdesinfiziert. Einmal-Zahnbürsten und Einmal-Kämme finden Verwendung (vgl. Unger, 2016, S. 97, Heeg & Schröppel, 2009, S. 471, KRINKO, 2014, S. 715).

4.5 Surveillance

Die Fachliteratur übernimmt das Wort „Surveillance" aus dem englischen und umschreibt es als eine fortlaufende, systematische Erfassung, Analyse und Interpretation relevanter Daten zu nosokomialen Infektionen. Zunächst werden Krankheiten erkannt, erfasst und bewertet. Anschließend wird überprüft welche Maßnahmen zur Verhinderung einer Infektionskrankheit getroffen werden können. Gemäß §23 aus dem Infektionsschutzgesetz geht hervor, dass das Auftreten von nosokomialen Infektionen vermieden oder so zeitnah wie möglich erkannt werden soll. Eine Verbreitung der Krankheitserreger ist zu verhindern. Durch §23 IfSG sind Gesundheitseinrichtungen dazu verpflichtet das Auftreten von MRSA

Infektionen und das Vorhandensein von Erregern zu dokumentieren und bewerten (vgl. Bundesgesundheitsblatt, 2013, o.S). Durch die Dokumentation sollen Gesundheitseinrichtungen in der Lage sein, Defizite in der Hygiene zu erkennen und eventuell infektionshygienische Maßnahmen zu optimieren. Die Auswertung der Daten und damit verbunden neugewonnene Erkenntnisse kann die Einsichtsfähigkeit des Stationspersonals im Krankenhaus und deren Aufmerksamkeit für die unerlässlich und notwendigen Hygienemaßnahmen fördern (vgl. Bales, Baumann & Schnitzler, 2015, o.S). „Als wichtigste Maßnahme für die Kontrolle der Verbreitung von MRSA werden geeignete Screeningmaßnahmen und eine umfassende Surveillance angesehen" (Hornberg, Knoop & Kipp, 2006, S. 1164).

5. Diskussion

Im folgenden Diskussionsteil werden die zuvor aufgelisteten Ergebnisse vom Autor interpretiert.

Methicillin-resistente Staphylococcus aureus (MRSA) werden als Ursache für oberflächliche und komplizierte invasive Infektionen mit Anlass zu aufwendigen Therapien beschrieben. Patienten mit einer unbekannten MRSA Besiedlung im Krankenhaus können Ausgangspunkt für eine Verbreitung der Erreger auf Mitpatienten und des medizinischen Personals sein (vgl. Heeg & Schröppel, 2009, S. 464). Auf Grund der Tatsache, dass jährlich etwa 35.000 Infektionen mit MRSA in deutschen Krankenhäusern auftreten, sind geeignete Präventionsmaßnahmen für eine Verminderung unerlässlich. In den gesichteten Artikeln und Studien wurde jedoch nicht ausreichend differenzierend analysiert, welche Maßnahmen die größte Effektivität mit sich bringen. Um einzelne Interventionsmaßnahmen bewerten zu können, ist die Validität verschiedener Studien zu gering. Allerdings erweisen sich einige Maßnahmen, wenn sie gebündelt angewendet werden, als effektiv. Für eine erfolgreiche Bekämpfung nosokomialer Infektionen ist die Umsetzung von gebündelten Hygienemaßnahmen Voraussetzung. Außerdem hat die Compliance des Personals hinsichtlich Personalhygiene und Händehygiene einen wesentlichen Einfluss auf die Übertragung von Erregern und Entstehung von Infektionen (vgl. Unger, 2016, S. 100).

Im Bereich der Hygienemaßnahmen wurden in der Literatur stetig Übereinstimmungen identifiziert. In der gesamten Literatur sind Maßnahmen in Hinblick auf die Hygiene als bedeutende Faktoren im Umgang mit MRSA beschrieben. Die Hygienemaßnahmen beinhalten die korrekte Durchführung von Händehygiene, Desinfektion von Flächen und Gegenständen, Aufbereitung von Medizinprodukten, Abfallentsorgung und den Umgang mit

Wäsche und Geschirr. Wobei die Händehygiene in der Literatur den höchsten Stellenwert einnimmt (vgl. KRINKO, 2014, o.S.).

Hornberg et al. (2006), Kern & Dettendorf (2009) und Unger (2016) ist die Erforderlichkeit von Screening-Untersuchungen zu entnehmen. Um MRSA-Träger zu identifizieren und schnellstmöglich krankenhaushygienische Maßnahmen wie Isolation und Dekolonisation einleiten zu können, ist das Screening ein Mittel der sekundären Prävention. Da die Durchführung eines Screenings bei allen Patienten die neu aufgenommen werden zu Kostenintensiv wäre, werden zunächst Patienten mit Risikofaktoren gescreent. Im Gegensatz zu Deutschland werden in den Niederlanden Risikopatienten zuzüglich der Entnahme des Abstriches sofort isoliert. Somit ist es den Niederländern möglich geworden, die Prävalenzrate auf 0,5% zu senken (vgl. Becker, et al., S. 2045ff).

Verschiedenen Studien ist zu entnehmen, dass die Isolation von besiedelten und infizierten Patienten im Einzelzimmer in Kombination mit hygienischen Maßnahmen zu einer Reduzierung der MRSA-Übertragungsrate führt. Die Inzidenz von MRSA-Infektionen kann so gesenkt werden. In der prospektiven Studie von Cheng et al. konnte gezeigt werden, dass die Isolierung in Kombination mit MRSA-Standardmaßnahmen zu einer signifikanten Reduzierung von MRSA-Infektionen führen kann. Die MRSA-Infektionen pro 1.000 Patienten sind von 3,54% (2002) auf 1,02% (2009) gesunken. Der Stellenwert der Unterbringung in einem Einzelzimmer als Einzelmaßnahme ist allerdings nicht abschätzbar. Auf Grundlage der bestehenden Evidenz wird in Deutschland bei Feststellung einer MRSA-Besiedlung oder MRSA-Infektion die Isolierungsmaßnahme implementiert (vgl. KRINKO, 2014, S. 712-713). Allerdings sind in der Literatur für die gebündelten Maßnahmen inklusive der Unterbringung im Einzelzimmer unerwünschte Effekte beschrieben. Es ist jedoch ungelöst, ob die Einzelzimmerunterbringung als solche unerwünschte Folgen mit sich bringt. Es muss gewährleistet sein, dass für isolierte Patienten im Einzelzimmer keine Nachteile entstehen. Aus der gesichteten Literatur ist zu schließen, dass es trotz steigender Prävalenz keine Veränderungen hinsichtlich Präventionsmaßnahmen gibt. Beim Vergleich der Artikel und Studien lässt sich feststellen, dass die meisten Inhalte miteinander übereinstimmen. Gegen MRSA werden immer wieder die Vorgehensweisen Hygiene, Screening, Isolierung und Dekolonisierung beschrieben und untersucht, wobei es unterhalb der einzelnen Maßnahmen häufig Unschlüssigkeiten gibt. Demnach ist es von besonderer Wichtigkeit, ein einheitliches Konzept gegen die Verbreitung von MRSA festzulegen. Dessen konsequente Umsetzung ist unerlässlich.

6. Schlussfolgerung

Der Umgang mit MRSA im Krankenhaus stellt für alle Beteiligten des Gesundheitswesens eine ganz besondere und schwierige Herausforderung dar. Die jährlich ca. 35.000 MRSA-Infektionen in deutschen Krankenhäusern verlaufen leicht, schwer oder sogar tödlich (vgl. Kern, 2009, S. 694). Die Präventionsmaßnahmen Standardhygiene, MRSA-Screening, Isolierungsmaßnahmen und Dekolonisation, um die Verbreitung von MRSA im Krankenhaus zu verhindern, nehmen eine bedeutende Rolle im Umgang mit MRSA ein. Sie können vom medizinischen Personal und insbesondere von der professionellen Pfleg umgesetzt werden. Um die Präventionsmaßnahmen innerhalb der Krankenhäuser anzuwenden, ist eine Umstrukturierung der Krankenhausstrukturen notwendig. Es Bedarf an erheblich mehr professionellem Pflegepersonal, dass schwerpunktmäßig in Hygiene und Hygienemaßnahmen geschult wird. Aufgrund eines Mangels von Einzelzimmern und Nasszellen zur alleinigen Nutzung ist es schwierig, eine ordnungsgemäße Isolation einzuhalten und Sanierung durchzuführen. Die Aufklärung von Angehörigen und Besuchern ist ein wichtiger Bestandteil und darf nicht vernachlässigt werden. Alle Maßnahmen und speziell die Hygienemaßnahmen sollten streng eingehalten und gebündelt umgesetzt werden. Um den Erfolg der Präventionsmaßnahmen mit klarer Evidenz beweisen zu können, liegen nach heutigem Standpunkt nationale und internationale Resultate vor. Von einigen Maßnahmen ist die Effektivität jedoch nicht schlüssig. Im gesamten deutschen Gebiet herrscht ein uneinheitliches Vorgehen gegen MRSA. Demzufolge ist die MRSA-Prävalenz in Deutschland im Gegensatz zu den Niederlanden und skandinavischen Ländern deutlich erhöht. Um gegen den Anstieg von MRSA effektiv und effizient vorzugehen, ist es notwendig, spezielle Richtlinien zu erstellen und einheitlich umzusetzen. Die Thematik rundum MRSA sollte weiterhin erforscht werden. Fortschritte aus anderen Ländern sollten in Deutschland unbedingt diskutiert und eingebracht werden.

Literaturverzeichnis

Albrich, W.C., Harbarth, S. (2008). Health-care workers: source, vector, or victim of MRSA? Lancet Infectious Diseases 8, 289-301

Bales, Baumann, Schnitzler. (2015). *Infektionsschutzgesetz. Kommentar und Vorschriftensammlung.* 3. Überarbeitete Auflage. Stuttgart: Kohlhammer

Becker, K., Friedrich, A., Kipp, F. & Von Eiff, C. (2004). Bedrohliche Zunahme von MRSA-Stämmen – Strategien zur Kontrolle und Prävention in Deutschland. *Deutsches Ärzteblatt. Jg. 101.* Heft 28-29, S. 2045-2048

Bundesgesundheitsblatt. (2013). Surveillance nosokomialer Infektionen sowie die Erfassung von Krankheitserregern mit speziellen Resistenzen und Multiresistenzen. *Bekanntmachung des Robert-Koch Institutes.* (56), 580-583. Berlin/Heidelberg: Springer

Bundesgesundheitsblatt. (2014). *Empfehlungen zur Prävention und Kontrolle von Methicillin-resistenten Staphylococcus aureus-Stämmen (MRSA) in medizinischen und pflegerischen Einrichtungen. Empfehlungen der Kommission für Krankenhaushygiene und Infektionsprävention (KRINKO) beim Robert Koch-Institut.* 696-732

Commission for Hospital Hygiene and Infection Prevention at the RKI (2009). Recommedations fort he prevention and control of MRSA in hospital and other healthcare failities. *GMS Krankenhaushygiene Interdisziplinär. Vol 4.* (1). 1-5

Cheng, V.T., Tai, J.W., Chan, W.M. (2010). Sequential introduction of single room isolation and hand hygiene campaign in the control of methicillin-resistant Staphylococcus aureus in intensive care unit. o.S

Gerlach, U.J. (2016). Patienten mit multiresistenten Erregern in der Klinik. Probleme und Behandlungsmöglichkeiten. *Traum Berufskrankheit.* Berlin, Heidelberg: Springer

Gruber, B. (2016). CNE Schwerpunktbericht spezielle Infektionskrankheiten. Hygienemanagement bei MRSA. *Infektionen auf der Intensivstation.* 24 (2), 101-105

Heeg, P. & Schröppel. (2009). Infektionen durch Methicillin-resistente Staphylococcus aureus (MRSA). Epidemiologie, Diagnostik, Therapie und Prävention. *Medizinische Klinik,* 104, 464-475.

Hornberg, C., Knoop, D., Kipp, F. (2006). Bedeutung von MRSA in der Patientenversorgung. Epidemiologie, Prophylaxe und Therapie. *Der Orthopäde*, 11 (35), 1159-1168

Kern, W.V., Dettenkofer, M. (2009). Nosokomiale Infektionen. Herausforderung MRSA und CDAD. *Internist*. 50, 691-705

Kipp, F., Friedrich, A.W., Becker, K., von Eiff, C. (2004). Bedrohliche Zunahme von Methicillin-resistenter Staphylococcus-aureus-Stämme. Strategien zur Kontrolle und Prävention in Deutschland. *Deutsches Ärzteblatt. Jg. 101*. Heft 28-29, 2045-2050

Kramer, A. (2007). Qualitätssicherung durch Hygienemanagement: Vorschriften und Maßnahmen für die Desinfektion in der Praxis. *Springer Verlag*. 417-430

Metzler, H. (2008). Hygienegrundsätze. *Intensivmedizinische Praxis*. 9-16

Muto, C.A., Jernigan, J.A., Ostrowsky, B.E. et al. (2003). SHEA guideline for preventing nosocomial transmission of multidrug-resistant strains of Staphylococcus aureus and enterococcus. *Infect Control Hospital Epidemiology*. (24), 362-386

Pittet, D., Hugonnet, S., Harbarth, S., Mourouga, P., Sauvan, V., Touveneau, S., Perneger, T.V. (2000). Effectiveness of a hospital-wide programme to improve compliance with hand hygiene. Infection Control Programme. *Lancet*. 356, 1307-1312

Robert-Koch Institut (2008). Kommentar zu den „Empfehlungen zur Prävention und Kontrolle von MRSA-Stämmen in Krankenhäusern und anderen medizinischen Einrichtungen." Hinweise zu Risikopopulationen für die Kolonisation mit MRSA. *Epidemiologisches Bullentin*. 42, 363-364

Unger, R. (2016). CNE Schwerpunktbericht spezielle Infektionskrankheiten. Hygienemanagement bei MRSA. *Intensiv. Fachzeitschrift für Intensivpflege und Anästhesie*. 24 (2), 95-100

http://www.bfr.bund.de/de/fragen_und_antworten_zu_methicillin_resistenten_staphylococcus_aureus_mrsa_-11172.html#topic_188331. Aufgerufen am 12.03.2016

https://www.rki.de/DE/Content/Infekt/EpidBull/Merkblaetter/Ratgeber_Staphylokokken_MRSA.html;jsessionid=89301D0BC5ECF1C1C446BB97B7E7F0E9.2_cid390#doc2373986bodyTe. Aufgerufen am 12.03.2016

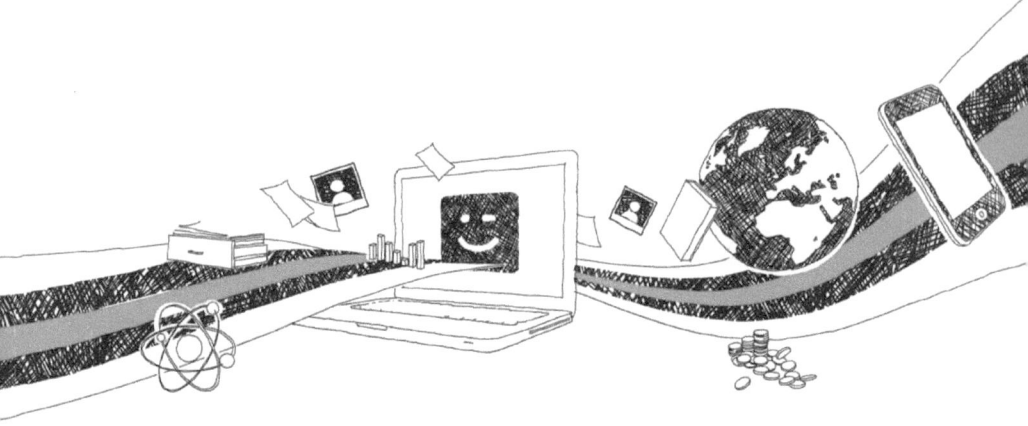
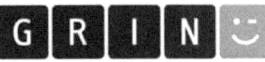